# ABCÈS DE L'IRIS

CHEZ

## LES SCROFULEUX

PAR

### LOUIS TOURMEAU

DOCTEUR EN MÉDECINE DE LA FACULTÉ DE PARIS.

———◦—◦—◦———

PARIS

IMPRIMERIE DE V. GOUPY ET JOURDAN

71, RUE DE RENNES, 71

——

1879

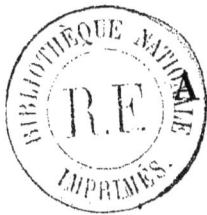

# ABCÈS DE L'IRIS

CHEZ

## LES SCROFULEUX

PARIS, — IMP. V. GOUPY ET JOURDAN, RUE DE RENNES, 71.

# ABCÈS DE L'IRIS

CHEZ

## LES SCROFULEUX

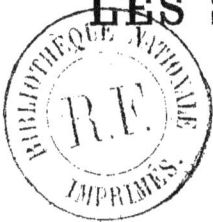

PAR

### LOUIS TOURMEAU

DOCTEUR EN MÉDECINE DE LA FACULTÉ DE PARIS.

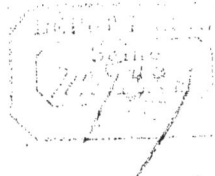

———※———

PARIS

IMPRIMERIE DE V. GOUPY ET JOURDAN

71, RUE DE RENNES, 71

—

1879

A LA MÉMOIRE DE MA MÈRE

A MON GRAND-PÈRE

A MON PÈRE

A MA BELLE-MÈRE

A MES FRÈRES

A MES AUTRES PARENTS

A MES AMIS

M. BROCA,

Professeur de clinique chirurgicale à la Faculté,
Chirurgien de l'hôpital Necker,
Membre de l'Académie de Médecine,
Officier de la Légion d'honneur.




M. GOSSELIN,

Professeur de clinique chirurgicale à la Faculté,
Chirurgien de l'hôpital La Charité,
Membre de l'Institut et de l'Académie de Médecine,
Commandeur de la Légion d'honneur.




M. DEPAUL

Professeur de clinique d'accouchements à la Faculté,
Chirurgien de l'Hôpital de Clinique,
Membre de l'Académie de Medecine,
Commandeur de la Légion d'honneur.

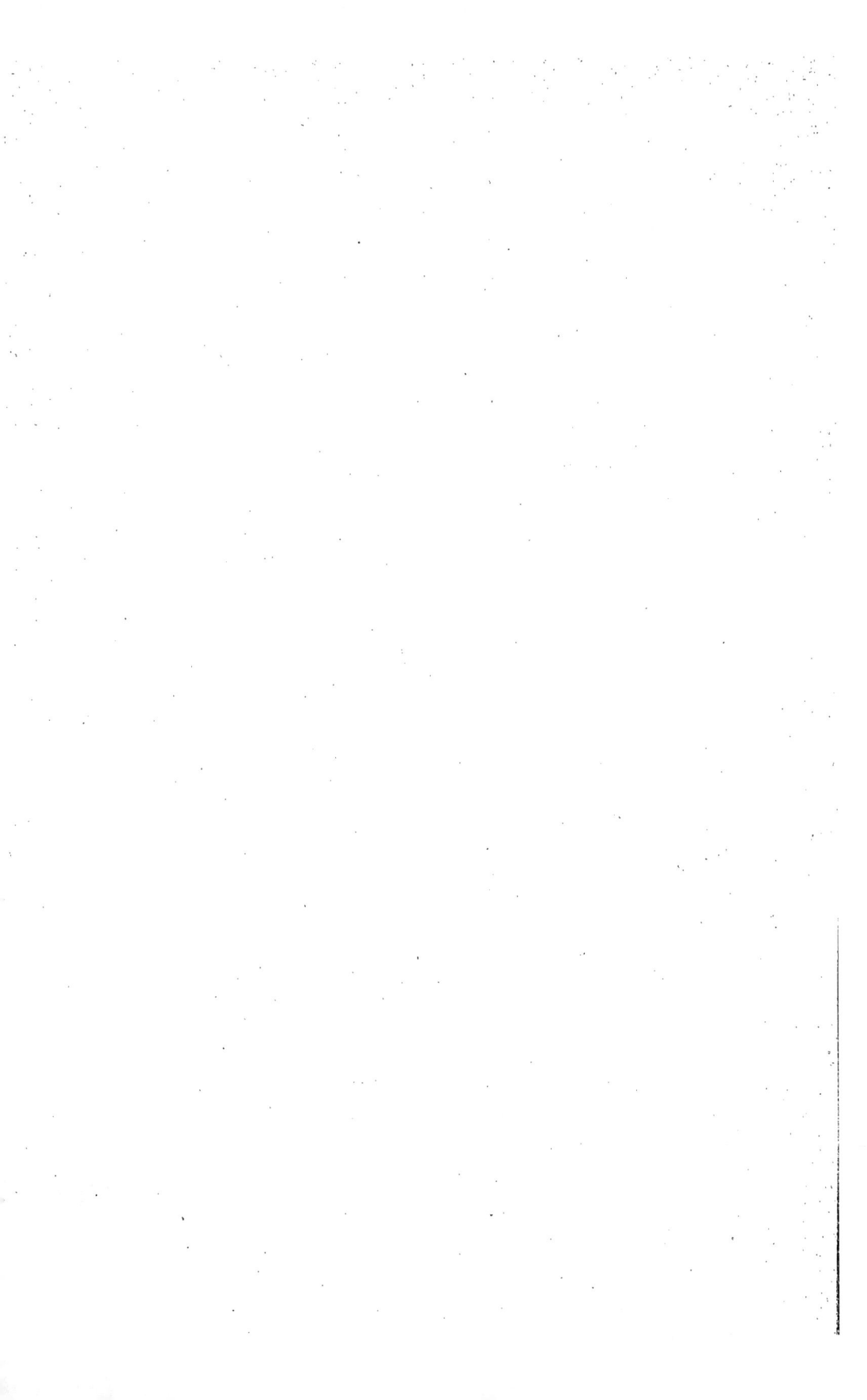

# ABCÈS DE L'IRIS

CHEZ

## LES SCROFULEUX

Ayant eu, depuis quelque temps, l'occasion de suivre dans ses consultations, M. le docteur Galezowski, nous nous sommes proposé de choisir, comme sujet de thèse, un cas d'ophthalmoiatrie. Déjà connu et cité, notre sujet n'a été cependant que peu ou pas traité. Nous disons connu et non traité ; parce que des cas semblables ont été observés par Velpeau, par Mackenzie ; mais ils n'ont été que mentionnés par eux.

Après avoir examiné avec attention la jeune fille, dont nous rapportons l'observation, M. Galezowski nous dit : « Voyez cette malade, interrogez-la, et donnez-moi le diagnostic. » Elle était déjà atteinte depuis cinq jours ; la cornée avait déjà subi de nombreuses modifications ; de transparente qu'elle est à l'état normal, elle était devenue légèrement trouble ; on apercevait facilement à l'aide de la loupe les dépôts plastiques qui avaient déjà envahi la membrane descemetienne. L'iris apparaissait gonflé ; il était injecté, mais non encore adhérent

TOURMEAU.

par son bord pupillaire ; il présentait çà et là dans l'épais-
seur de son parenchyme de petites tumeurs, que l'on
aurait pu prendre pour des condylômes, des kystes, etc.
Nous répondîmes : « Iritis (car tous les signes et symptômes de cette affection étaient manifestes), iritis avec
tumeurs multiples ? » Le maître nous tira d'embarras,
en affirmant que ces saillies, vu leur aspect, n'étaient
autre chose que des abcès. Donc, abcès de l'iris ; cas
rare, très-rare, dit-il.

Nous avons pu nous assurer de la véracité de son dire,
en visitant les registres où figurent les diagnostics des
malades qui viennent le consulter.

Effectivement, il ne nous a été possible de trouver
qu'un seul autre cas analogue ; il a été observé et re-
cueilli, il y a deux ans, par notre ami M. Félix Despagnet,
alors chef de clinique. Nous sommes donc forcés de
croire à la rareté de cette affection, puisque nous n'a-
vons eu la bonne fortune de ne trouver que deux cas
sur les nombreux malades qui viennent chaque jour à la
clinique.

Qu'il nous soit permis d'adresser à M. le docteur Galezowski, de sincères remerciements pour nous avoir au-
torisé à prendre l'observation de ce cas et d'en faire le
sujet de notre thèse. Nous ne pourrions aussi nous abs-
tenir de remercier M. Despagnet, pour l'obligeance qu'il
a eu de nous fournir l'autre observation qui lui était per-
sonnelle.

Nous avons l'espoir que nos juges sauront se montrer
indulgents pour ce petit travail, qui, sans être irrépro-

chable, leur prouvera suffisamment les soins que nous avons mis à le faire.

Arrivant enfin au sujet de notre thèse, nous dirons d'abord que nous n'avons pas la prétention de faire une nouvelle forme d'iritis, mais que nous voulons signaler les abcès de l'iris chez les scrofuleux.

En consultant le Dictionnaire de Velpeau, nous n'avons absolument rien trouvé, touchant notre sujet; nous avons lu que cet auteur rejetait le nombre infini de formes d'iritis, croyant, disait-il, bien faire en ne conservant que les iritis scrofuleuses, rhumatiques, Arthritiques et syphilitiques. Il acceptait ces quatre formes, parce qu'elles étaient généralement reconnues par tous les oculistes, tandis que les autres étaient admises par les uns et refusées par les autres.

Avec tous les praticiens français, nous ne voulons dire, en traitant des abcès de l'iris, chez les scrofuleux, qu'une seule chose, à savoir que chez un individu sujet ou en proie à l'affection scrofuleuse, les maladies de l'œil, comme toutes les autres, sont ou peuvent être modifiées dans la marche, le traitement et les suites, par les dispositions dont il s'agit.

Velpeau dit : « Je songe à une iritis scrofuleuse chez un sujet atteint de scrofules, mais je ne vais pas jusqu'à affirmer que l'individu est nécessairement scrofuleux, par cela seul que l'iritis est accompagnée de certains signes et symptômes et quoiqu'il n'y en ait, d'ailleurs, aucun signe dans le reste de l'économie. »

En conséquence, iritis avec abcès, chez les scrofuleux ou bien, abcès de l'iris, chez les scrofuleux ; tel sera le sujet de notre thèse.

Mais avant, ne serait-il pas nécessaire de parler de l'iritis en général, de l'iritis syphilitique et surtout scro- fuleuse. Nous pourrions ainsi établir ce qui revient en propre à chacune de ces affections et partant en faire le diagnostic différentiel. Nous croyons aussi ne pas devoir oublier de parler des kystes de l'iris, et indiquer, d'après M. Guépin fils, les apparences sous lesquelles ils se présentent. En consultant les observations de M. Desmares père, il nous sera possible de mettre également en parallèle avec les abcès de l'iris, les tumeurs cancéreuses qu'il a observées et dont il a bien donné les indications nécessaires pour les reconnaître. Nous ne pouvons faire un paragraphe spécial à l'anatomie pathologique, vu que l'extirpation, dans les deux cas que nous rapportons, n'a pas été jugée urgente, et par conséquent non pratiquée. Nous ne donnerions donc que l'anatomie pathologique de l'iritis en général ; nous nous en dispenserons, n'ayant rien de nouveau à apporter. Le traitement de cette affection sera l'objet de toute notre attention ; car lorsqu'il s'agit d'iritis, il faut en rechercher scrupuleusement la cause, pour pouvoir, dès le début, remplir les indications nécessaires.

# ETIOLOGIE

L'étiologie de l'iritis, comme nous venons de le dire, peut et doit nous rendre de grands services pour porter notre diagnostic et pour diriger notre traitement. Aussi n'est-ce pas sans y attacher quelque importance que nous étudierons ce côté de la question.

L'âge et le sexe semblent exercer une influence sur l'imminence de l'iritis.

Disons d'abord qu'on peut observer l'iritis à tout âge, surtout les variétés spécifiques qui se présentent depuis l'âge de puberté jusqu'a l'âge le plus avancé. Il n'en est pas de même de l'iritis scrofuleux, qui serait plutôt une affection de la deuxième enfance. La première enfance ne serait pas exempte de ses atteintes, au dire de certains auteurs anglais. Ces derniers auraient constaté des iritis non-seulement chez des enfants très-jeunes mais encore chez des nouveau-nés. Suivant eux, il faudrait en rechercher la cause dans la transmission héréditaire.

Il est difficile d'expliquer pourquoi les hommes sont plus prédisposés à cette maladie que les femmes; et néanmoins, si nous nous en rapportons à une statistique établie par Power, il résulte des recherches de cet auteur que sur 113 cas, il y avait 70 hommes et 43 femmes.

N'oublions pas de dire que le traumatisme est une des causes les plus terribles et les plus fréquentes de l'iritis. Les blessures de la cornée intéressant la membrane iridienne; les corps étrangers implantés dans la cornée. N'a-t-on pas vu aussi survenir une inflammation de l'iris à la suite de l'opération de la cataracte? Ne serait-elle pas due à la contusion que subit l'iris, lorsque le cristallin s'échappe pour surgir au dehors?

On a voulu faire jouer un rôle aux divers exanthèmes tels que variole, rougeole, érysipèle et scarlatine. M. Galezowski cite dans son traité, deux cas qui seraient survenus dans la convalescence de la petite vérole.

La spécificité a été considérée depuis longtemps comme la cause la plus fréquente de l'iritis. Aujourd'hui il est hors de doute que les diathèses jouent un grand rôle dans la production de cette affection. Schmidt et Arlt ont observé et décrit des iritis scrofuleuses; Mackenzie en a donné une description magistrale que nous avons reproduite plus loin.

On donne le nom d'iritis à toute inflammation de l'iris. Le nombre et les variétés de l'iritis sont en rapport avec les causes qui amènent l'inflammation.

Il existe des signes et des symptômes communs et particuliers à chaque espèce.

Occupons-nous des signes et symptômes qui se rapportent en général à toutes les formes d'iritis.

*njection périkératique.* — On observe autour de la cornée, une vascularisation très-fine, constituée par les vaisseaux capillaires sous-conjonctivaux, placés le plus souvent dans le tissu périscléral. Ces vaisseaux sont perpendiculaires au bord de la cornée et parallèles les uns aux autres; il forment une zone rouge autour de cette membrane. Cette zone est rarement interrompue, elle entoure au contraire la cornée dans tous les sens et d'une façon très-régulière. Quelquefois l'injection est très-peu marquée, surtout lorsque l'iritis a une marche lente et chronique; mais dans les formes aiguës, elle peut devenir tellement prononcée que la sclérotique devient d'un rouge violet. Souvent, dans ce cas, cette injection est suivie d'un épanchement séreux sous-conjonctival (chémosis); quelquefois, il y a œdème des paupières, surtout de la paupière supérieure.

*Changement de coloration de l'iris.* — L'iris change de coloration; il devient en général plus foncé; on juge par comparaison avec l'iris de l'œil sain. En même temps, sa surface devient plus trouble et l'on remarque vers le bord pupillaire une zone foncée, brunâtre. On distingue quelquefois aussi des stries rougeâtres, qui sont dues à l'engorgement des vaisseaux.

*Rétrécissement et irrégularités de la pupille.* — Sous l'influence de l'inflammation, les fibres circulaires de l'iris sont excitées et la pupille se contracte d'une manière très-sensible; ses mouvements sont lents et irréguliers.

*Synéchies postérieures.* — La pupille perd sa forme régulière; elle devient angulaire, frangée; et des brides exsudatives, prenant naissance dans un ou plusieurs points du bord pupillaire s'avancent vers le centre de la pupille et l'obstruent. Ce sont ces exsudations fibrineuses, au moyen desquelles les adhérences s'établissent entre l'iris et la capsule antérieure du cristallin, qu'on appelle synéchies postérieures. Ces adhérences, que l'on voit par l'éclairage oblique, donnent à la pupille diverses formes : as de trèfle; feuilles de chêne; losange; 8 renversé.

Ces formes étaient interprêtées autrefois par les auteurs, qui voyaient une relation de cause à effet; telle variété impliquait telle cause rhumatismale, syphilitique.

*Lymphe plastique.* — Lorsque l'inflammation est assez intense, il se fait une exsudation, qui s'épanche dans l'humeur aqueuse, qui est rendue terne et nuageuse. D'autres fois, la lymphe forme des flocons blanchâtres en telle quantité que l'iris échappe aux regards.

*Hypopion. Hyphœma.* — L'iritis s'accompagne quelquefois de pus, qui s'accumule dans la partie déclive de la chambre antérieure (hypopion).

D'autres fois, une certaine quantité de sang se mêle à l'humeur aqueuse et s'accumule aussi au bas de la chambre antérieure (hyphœma). Il peut être en assez grande quantité pour occuper toute la chambre et faire que le malade voit les objets colorés en rouge.

*Kératite ponctuée ou disséminée.* — Des fois, la cornée prend part à l'inflammation, tantôt il se forme des dépôts brunâtres, pointillés sur la membrane de Descemet (kératite ponctuée); tantôt c'est une véritable kératite disséminée.

*Signes physiologiques.* Les symptômes subjectifs, qui se rapportent aux sensations du malade, sont la photophobie, des douleurs dans le bulbe oculaire et dans la région péri-orbitaire, et la faiblesse de la vue.

La photophobie existe dans toutes les périodes de l'inflammation et elle persiste même encore ordinairement à des degrès divers, lorsque celle-ci approche déjà de sa fin. Elle s'annonce tant par la clôture des paupières que par le roulement involontaire des yeux vers le haut, toutes les fois que les paupières s'écartent.

Les douleurs varient quant au degré : tantôt légères, tantôt insupportables et tourmentant le malade sans interruption, pendant plusieurs jours. C'est pendant la nuit, qu'elles acquièrent le maximum de leur intensité. Leur siége est tantôt à la région sourcilière, tantôt dans les joues et toujours profondément dans les os. Pendant la durée de l'accès, il s'opère ordinairement un épanchement de lymphe plastique dans l'iris enflammé.

L'affaiblissement de la vue prête aux remarques suivantes : Lorsque l'iritis commence, il y a une plus ou moins grande faiblesse de la vue, qui, par les progrès de l'inflammation, arrive de degré en degré, jusqu'au point ou le malade se croit entièrement privé de la fa-

culté de voir. Quelquefois il aperçoit les objets comme
à travers un voile. Si l'inflammation se propage de l'iris
aux parties plus profondes (rare), il passe des mouches
devant les yeux et il survient d'autres hallucinations
analogues.

Nous allons indiquer les signes particuliers de la
variété syphilitique et nous verrons que s'ils sont assez
nombreux pour faire diagnostiquer la syphilis; il n'en
sera pas de même pour la forme scrofuleuse.

1° Les douleurs sont très-vives et augmentent pendant
la nuit; ce serait là, d'après Rollet, un des symptômes
propres à l'iritis syphilitique. Ces douleurs apparaî-
traient, d'après cet auteur, bien avant tous les autres
signes, puis augmenteraient avec les progrès de la maladie, au point de devenir insupportables. Cependant,
c'est là un point sur lequel les oculistes ne sont pas
d'accord; car, il est assez fréquent d'observer des malades qui ont peu ou pas de douleurs alors cependant
que l'inflammation est très-intense.

2° Le début de l'affection syphilitique est presque in-
sidieux et pour nous servir de l'expression de M. Four-
nier, son début serait le plus souvent *froid*. Mais chez
certains individus, l'inflammation ne tarde pas à éclater
avec une violence aussi grande que dans les autres variétés. Il arrive souvent que le malade n'accuse aucune
douleur péri-orbitaire.

3° L'aspect cuivré, bronzé que prend le bord pupillaire est aussi un bon signe de diagnoctic. On aperçoit
en effet sur la circonférence interne de l'iris, qui est

comme boursouflée par l'exsudation plastique, un cercle
cuivré, qui tranche sur le reste de l'iris qui est devenu
foncé.

4° Mais le seul signe important que tiennent à considérer les oculistes, ce sont les condylômes de l'iris. Il est
pathognomonique de cette affection. On voit à la surface
de l'iris et non loin de son bord pupillaire, une petite
élevure ou tumeur arrondie, d'une couleur brun-rou-
geâtre et quelquefois blanc-grisâtre, recouverte à la
surface d'un voile grisâtre, ainsi que de nombreuses
stries rouges qu'on prend habituellement pour des vaisseaux. Le plus souvent on ne rencontre qu'une seule
tumeur; quelquefois pourtant elles sont multiples.

On a observé leur existence en l'absence de toutes
douleurs et de tous les autres signes d'iritis (service de
M. Richet à la Pitié).

5° Les complications telles que kératite ponctuée, les
irido-chiroïdites, les rétinites ou névrites optiques cons-
tituent pour certains un motif de plus pour croire à l'affection syphilitique.

Telles sont les signes propres à la variété syphilitique,
pour porter un diagnostic exact, il ne reste plus qu'à
chercher à constater chez le malade, l'existence du
chancre, des plaques muqueuses, des syphilides.

Iritis scrofuleuse (Ammon, Velpeau). Mackenzie, p. 39,
dit : « L'iris est parfois le siége d'une inflammation scrofuleuse primitive, d'un autre côté, l'iritis scrofuleuse
secondaire est loin d'être rare. Le froid, agissant sur
un sujet scrofuleux, détermine parfois une ophthalmie

mixte ou composée, en partie phlycténulaire et en partie occupant l'iris ; ou bien l'on rencontre tout au moins des cas dans lesquels cette dernière inflammation vient si promptement se surajouter à la première, qu'on peut les considérer comme des exemples d'iritis scrofuleuse primitive. Ces cas ont quelquefois une marche aiguë, mais le plus souvent la marche en est chronique. Il cite une observation, n° 392, extraite par le D<sup>r</sup> Monteath, des registres du Glasgow Eye Infirmary, qu'il considère comme un spécimen d'iritis scrofuleuse primitive aiguë.

Il continue en disant : « Chaque fois qu'on observe une iritis chez un jeune sujet, on doit croire que c'est la scrofule qui agit comme cause prédisposante, les autres variétés d'iritis étant très-rares dans l'enfance. Le traitement doit être celui de l'ophthalmie scrofuleuse et l'on doit administrer le calomel avec l'opium jusqu'à ce que la bouche soit affectée. On doit aussi maintenir la pupille dilatée à l'aide de la belladone. »

Pour Mackenzie, la variété scrofuleuse est caractérisée par l'âge des malades, qui sont ordinairement des enfants au-dessous de l'âge de puberté : par la lenteur de sa marche ; par le peu de douleur qui accompagne cette maladie, ordinairement bornée à la couche séreuse de l'iris. On peut dans ce cas observer pendant plusieurs semaines la rougeur de la sclérotique ; la coloration verdâtre ou sombre de l'iris et la fixité de la pupille, tant la marche de la maladie est lente.

Souvent il n'existe que peu ou pas de douleur ou de fièvre et le malade dort bien. A la fin on s'aperçoit que la pupille a contracté des adhérences, que la capsule est devenue opaque et que l'inflammation gagnant la rétine compromet plus ou moins sérieusement la vision. Si on laisse marcher la maladie, elle s'accompagne alors de plus de douleur dans l'œil et autour de lui; la marche s'accentue et s'aggrave, l'œil devient dur et amaurotique et parfois mou et s'atrophie.

L'iritis primitive chronique peut succéder à la disparition du porrigo capitis. Elle est aussi provoquée par l'usage abusif de la vue et l'exposition à la lumière trop intense (gaz).

Cette maladie n'est pas facile à guérir surtout lorsqu'elle a duré un certain temps. Elle n'obéit point aussi facilement à l'action des remèdes que la variété rhumatismale ou même syphilitique.

Les toniques sont incontestablement utiles dans cette affection, comme dans toutes les maladies scrofuleuses. Le changement d'air et le sulfate de quinine, conjointement avec le calomel et l'opium font beaucoup de bien.

Nous croyons bien faire en donnant ici les opinions du docteur Jacob sur l'iritis scrofuleuse ou inflammation scrofuleuse du globe de l'œil comme il l'appelle dans son traité.

« Dans l'iritis scrofuleuse, ainsi que dans toutes les autres formes d'inflammation du globe de l'œil, l'iris est surtout affecté et le changement de sa coloration aussi bien que la contraction et les adhérences de la pupille y sont aussi remarquables que dans les autres espèces d'iritis déjà décrites. Toutefois, c'est seulement, je crois,

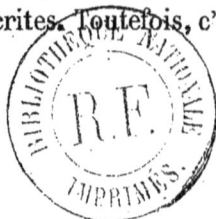

dans l'inflammation scrofuleuse que l'on voit se former
des dépôts ressemblant à ceux qui surviennent dans
l'iritis syphilitique. Ils sont constitués par de la matière
tuberculeuse et au lieu d'être absorbés comme ceux de
l'iritis syphilitique, leur volume va en s'accroissant et
ils finissent par s'ouvrir, comme des abcès dans l'humeur aqueuse.

« Je considère, dit le docteur Jacob, la présence de cette
matière tuberculeuse comme la preuve la moins équivo-
que et la plus caractéristique de la nature scrofuleuse
de la maladie et je ne regarde les autres changements de
structure énumérés ci-dessus que comme des preuves
de sa nature spécifique en rapports avec les symptômes
constitutionnels. »

Mackenzie dit : « Il est bon de rappeler qu'une inflammation qui commence par être syphilitique peut devenir
scrofuleuse par suite de la prédominance de cette ca-
chexie dans l'économie ou être modifiée dès son début,
par la diathèse scrofuleuse, de sorte que sa marche peut
être influencée par deux maladies constitutionnelles. Il
arrive même, parfois, que dans le traitement de l'inflammation du globe de l'œil, le médecin se trouve avoir à
lutter à la fois contre l'influence de la syphilis, de la
scrofule, du rhumatisme, ce qui constitue un cas hérissé
de difficultés. J'ai si fréquemment rencontré dans ma
pratique, des cas semblables à ceux que je viens de
rapporter sur des personnes scrofuleuses et même
atteintes d'affections glandulaires de cette nature, que je
ne crois pas qu'il puisse exister de doute sur la nature

de la maladie. » Il cite deux observations : l'une d'une
dame de 20 ans, l'autre d'un enfant de 8 à 10 ans.

Cette affection est aussi variée dans sa marche
qu'elle l'est dans ses causes. Prenons d'abord l'iritis
traumatique, qui est la plus fréquente ; c'est la forme
qui parcourt le plus rapidement les diverses périodes,
pourvu toutefois qu'il n'y ait pas complications de
choroïdite. Quant à la variété syphilitique, elle est
d'autant plus lente en sa marche que la précédente
est plus rapide. Ainsi la guérison peut survenir en quelques semaines, mais il est vrai de dire aussi qu'elle peut
ne se montrer que bien des mois après le début de l'affection. Nous sommes en mesure de pouvoir affirmer
que la variété scrofuleuse est encore plus rebelle aux
effets de la médication que les deux autres variétés.
D'ailleurs les altérations telles que les synéchies postérieures, les ulcérations par rupture d'abcès spontané ou
provoqué, mettent entrave à la marche rapide vers la
guérison ; au contraire elles prédisposent à de nouvelles
attaques inflammatoires.

Quand il s'agit de se prononcer au sujet du pronostic
c'est toujours assez difficile pour ne pas dire impossible,
car il faut toujours s'attendre à voir survenir quelques
complications, qui donnent un caractère plus grave à
l'affection primordiale, vu les rapports anatomiques de
cette membrane iridienne qui se trouve placée entre
tous les milieux du globe de l'œil, il n'est pas rare
d'avoir à constater que l'inflammation a gagné la cho-
roïde, la rétine ; de là nécessité d'intervenir chirurgica-

lement pour éviter les accidents sympathiques dans l'autre œil. L'extirpation de l'œil malade, étant devenue urgente, on voit que le pronostic n'est pas toujours favorable. Heureusement, si l'on prend l'affection à son début, s'il ne survient aucune complication, on peut jusqu'à un certain point préjuger de sa terminaison heureuse. Aussi ne doit-on pas oublier d'examiner avec soin à l'aide de l'ophthalmoscope les yeux atteints d'iritis, pour bien constater l'état des milieux de l'œil et de ses membranes. L'iritis est souvent liée à une kératite, qui influe naturellement sur sa marche ; considérée par les uns comme essentiellement symptomatique de l'iritis syphilitique, la kératite ponctuée n'en est pas moins observée dans certaines iritis, et se trouve rangée parmi les complications de cette affection.

*Diagnostic différentiel.* — Le diagnostic présente quelques difficultés; on pourrait confondre l'affection qui nous occupe avec un kyste, un condylome de l'iris, ou avec une tumeur cancéreuse.

Mais le kyste de l'iris présente une surface lisse, demi-transparente, ne contenant à sa surface ni vaisseaux, ni fibres iriennes, de plus, l'absence complète des plaies, anciennes ou récentes, sur la cornée, complétera le diagnostic, puisqu'on sait aujourd'hui que les kystes se développent presque toujours sous l'influence d'un traumatisme accidentel ou chirurgical (Extraction de la cataracte). Thèse de Guépin fils, 1860.

Les tumeurs solides, telles que les nœvi-materni sont

tellement rares (puisqu'il n'y en a qu'un seul cas exactement observé par Mooren) qu'il est difficile de les confondre. Cependant, voici les éléments donnés par Mooren.

La tumeur était à l'angle externe de l'iris, ressemblait à une mûre, s'étendait au-devant de la pupille et touchait la cornée. Elle était sillonnée de nombreux et larges vaisseaux, qui donnèrent lieu par leur rupture à des hémorrhagies répétées. Donc les nœvi sont diffus, peu limités et couverts de vaisseaux et se développent d'une manière très-lente.

*Cancers.* — Les tumeurs cancéreuses développées primitivement dans l'iris sont très-rares. L'on n'en connaît que quelques observations bien positives ; Fano a rapporté un cas de tumeur cancéreuse qui, après l'extirpation, fut reconnue pour être de nature encéphaloïde. Desmarres, père, a remarqué des tumeurs de la chambre antérieure, constituées par des plaques à noyaux multiples ou myéloplaxes. Il les a enlevées et les a portées à M. Ch. Robin, qui en a fait l'examen histologique. Pour M. Robin, ces tumeurs, malgré leur adhérence à l'iris, prendraient naissance dans la cornée et leur point d'implantation serait le point de jonction de la cornée et de la sclérotique (observée surtout chez les enfants).

Pour faire le diagnostic de ces tumeurs, on a assez de difficultés, vu la ressemblance qu'elles présentent avec les kystes, les nœvi et surtout les condylômes.

Nous savons que les kystes sont lisses et presque trans-

parents; quant aux nœvi, ils sont diffus, peu limités et se
développent d'une façon lente. Pour les différencier des
condylômes, l'on pourra se baser sur la plus ou moins
grande intensité de l'inflammation et sur les antécédents
des parents, qui, pris par les moyens de persuasion,
ne reculeront pas à dire, si oui ou non, ils ont eu la
syphilis (et cela dans l'intérêt de leurs enfants).

Les condylômes se présentent à la surface de l'iris,
sous forme de petites élevures ou de tumeurs arrondies,
d'autres fois, sous forme de bourrelet parallèle au bord
pupillaire de l'iris. Leur couleur est brun rougeâtre,
quelquefois blanc grisâtre; elles sont recouvertes à la
surface d'une sorte de voile grisâtre ainsi que de nombreuses stries rouges, qu'on prend habituellement pour
des vaisseaux. Le plus souvent on ne rencontre à la surface de l'iris, qu'une seule de ces tumeurs; quelquefois,
elles sont multiples. Elles ne diffèrent en rien des tumeurs
gommeuses syphilitiques (Examen miscrocospique fait
par Colberg; cellules fusiformes, cellules de nouvelle
formation et noyaux libres).

Ces points étant bien établis, il est facile de diagnostiquer un ou plusieurs abcès de l'iris.

Au point de vue de la grosseur, ils n'atteignent pas le
volume d'un petit pois; ils se présentent sous la forme
de tumeurs plus ou moins sphériques, un peu aplatis
d'avant en arrière, mais cependant assez renflés en avant;
ils ont une couleur jaune-verdâtre, qui est bien la nuance
propre du pus, que l'on voit parfois couler dans la
chambre antérieure; d'autres fois se résorber après

l'application répétée de sangsues ; il n'existe point, sur
la cornée ou la sclérotique de traces cicatricielles qui
puissent faire songer à quelques blessures chirurgicales
ou accidentelles. L'éclairage oblique démontre qu'il
n'existe pas à la surface de ces tumeurs de vaisseaux
sanguins comme dans le cas de nœvi-materni. Leur surface, au lieu d'être irrégulière, est parfaitement lisse ; de
plus, les commémoratifs, la non-existence des accidents
syphilitiques finiront de dissiper les doutes que nous
pourrions avoir. Tel est, en somme, le résumé des signes
à l'aide desquels il est possible d'établir le diagnostic
des abcès de l'iris chez les scrofuleux.

*Traitement.* — On doit avoir deux buts : d'abord,
faire cesser promptement l'inflammation, puis d'en pré-
venir les suites, presque toujours funestes (vu que la
résolution est rare, et que la suppuration, l'induration
et l'atrophie sont communes), ou de combattre ces suites
lorsqu'on n'a pu les empêcher de survenir.

Mais il existe des indications communes à toutes les
formes de cette affection et ces indications doivent être
remplies dès le début, si l'on ne veut compromettre la
vue de son malade. Toutes les variétés que nous avons
passées en revue sont plus ou moins justiciables d'une
médication bien et à temps instituée. La congestion in-
flammatoire est en effet combattue par les mydriatiques
et les antiphlogistiques. L'usage de l'atropine joue un rôle
important dans le traitement de l'iritis à quelque variété

qu'elle appartienne et quelle que soit sa nature. On le prescrit et on l'emploie de la façon suivante :

Au début, si l'iritis est très-intense, on doit recourir à des doses très-fortes d'atropine et instillées deux ou trois fois par jour, jusqu'à ce que la dilatation soit suffisante ; elle paraît suffisante, lorsque les adhérences pupillaires sont rompues ; alors il est urgent de diminuer la dose.

Nous prescrivons dans le premier cas : 10 à 15 centig. de sulfate neutre d'atropine pour 10 grammes d'eau distillée.

Dans le second cas, nous réduirons la dose à 5 et même 2 centig. d'atropine pour la même quantité d'eau que supérieurement.

Il serait bon de ne pas user continuellement d'instillation d'atropine, on pourrait alterner avec l'ésérine, que l'on prescrirait aux mêmes doses, telles que 2 ou 5 centigr. de sulfate neutre d'ésérine.

L'usage de l'atropine est recommandable en ce qu'elle empêche les adhérences de l'iris avec le cristallin, en ce que, si elles existent, elles les rompt ; enfin sa propriété antiphlogistique, est tirée de ce qu'elle dilate la pupille, diminue le calibre des vaisseaux ainsi que la quantité de sang qu'ils peuvent contenir. D'autre part, en paralysant l'action du muscle accomodateur ce médicament entrave la tension intra-oculaire et contribue d'une manière puissante à dissiper l'hyperémie.

Mais il est des cas où l'atropine est sans action.

1° Lorsque la tension du globe oculaire est telle que l'absorption ne peut se faire ;

2° Lorsque l'iritis s'accompagne de larmoiement; les larmes en effet emportent au dehors les gouttes qui ont été instillées.;

Lorsque l'usage de l'atropine provoque une irritation telle qu'il s'ensuit une conjonctivite plus ou moins intense, accompagnée d'un développement très-marqué des papilles. Cet état constitue de fausses granulations qui peuvent être quelquefois confondues avec de vraies granulations.

Le principal moyen contre l'iritis est la saignée. Dès le premier jour de la maladie, que le sujet soit jeune 4—6 ou vieux 8—10, il faut tirer du sang jusqu'à ce que les douleurs cessent; si celles-ci reparaissent les jours suivants, on doit répéter les applications de sangsues et insister même sur elles jusqu'à ce que l'inflammation ait cessé. Dans les phlegmasies légères il suffit quelquefois d'une seule application aux apophyses mastoïdes ou aux tempes, en laissant saigner les piqûres pendant un certain temps. Après les émissions sanguines locales, (300 à 400 grammes. Amon, Richet, Velpeau), on agit sur l'intestin par les purgatifs. De cette manière, on détourne le sang de la tête; les vaisseaux *du bulbe* se désemplissent et se resserrent. Il y a des médecins qui emploient le jalap avec le calomel et dans certains cas les drastiques seuls parviennent à agir, mais en général les purgatifs doux méritent la préférence.

Le malade observe d'ailleurs un régime sévère; il se tient tranquille et met ses yeux à l'abri de la lumière, cependant il ne faut pas les couvrir; on les préserve de

la lumière en laissant pendre du front des compresses.
Tout ce qui excite l'œil doit être écarté, de sorte qu'il
faut couvrir l'autre œil. On bassine l'œil avec l'eau de
laitue tiède.

On a recommandé la paracentèse, mais nous croyons
que l'on ne doit recourir à ce moyen que lorsque déjà
les autres ont été essayés. On pourra se servir d'une
aiguille à paracentèse très-fine ou bien du couteau de
Critchett.

Pour combattre les douleurs péri-orbitaires on com-
mencera par faire des frictions avec la pommade bella-
donée.

℞ Extrait de belladone. . .   5 grammes.
℞ Onguent Mercuriel. . . .  30      —

On pourra faire aussi des injections hypodermiques
dans la région temporale avec la solution :

Chlorhydrate de morphine. .  0,05 centigr.
Eau distillée . . . . . . . .  5 grammes.

2 gouttes représentent 1 milligramme.
Injection 4 à 16 gouttes.
On peut encore faire des frictions avec une pommade
morphinée.

Le traitement interne doit être dirigé contre la cause
constitutionnelle de la maladie, anti-syphilitique si l'on
reconnaît la syphilis, anti-scrofuleuse s'il y a scrofules.

Le traitement anti-syphilitique consiste à prendre 1 à 2 cuillerées par jour du sirop de Gibert ;

Ou bien 1 à 2 pilules de Dupuytren.

Ou encore à faire des frictions avec l'onguent napolitain sur les diverses jointures du corps ; on les continue pendant plusieurs jours, jusqu'à salivation mercurielle et l'on s'arrête.

Le traitement anti-scrofuleux consiste à prendre :

1° De l'huile de foie de morue, à une dose assez élevée.

2° Vin de quinquina.

3° Sirop iodure de fer et de potassium (Duvergier).

4° Bains de mer,

# HYGIÈNE ET PROPHYLAXIE

Régime fortifiant; viandes grillées et saignantes; vin vieux; habitation aérée; exercice à l'air; gymnastique; bains froids; hydrothérapie.

Enfin si le traitement médical ne réussit pas on peut avoir recours à l'intervention chirurgicale et faire l'iridectomie et l'excision des adhérences; mais c'est là une question qui mérite d'être prise en considération. Car il est bien inutile d'intervenir en excisant l'iris si l'acuité visuelle est abolie à toute distance. Vaut mieux l'extirpation pure et simple; il est certain qu'on évitera ainsi les accidents sympathiques de l'autre œil. Il est préférable d'avoir un œil tout à fait bon, que deux malades.

### OBSERVATION PERSONNELLE.

Le 23 mai dernier, se présentait à la clinique, la nommée Louise B... âgée de 12 ans. Elle venait prendre consultation pour son œil gauche, qu'elle pouvait à peine tenir ouvert et qui était pour elle un objet de douleur. L'invasion de la maladie, d'après sa version, datait de cinq jours : En écartant les paupières, nous ne tardâmes pas à nous apercevoir que nous avions affaire à une Iritis : il y avait en effet comme signes physiques : « injection périkératique, kératite ponctuée, changement de coloration de l'iris, paresse et dilatation de la pupille et de plus la surface de l'iris présentait trois petites saillies aspect jaunâtre ; comme symptômes : « douleur, photophobie, larmoiement. Le diagnostic fut porté : Iritis. Mais quelle variété d'iritis ?

Nous nous adressâmes à la mère, en la priant dans l'intérêt de son enfant, de vouloir répondre avec franchise sur les diverses questions que nous allions lui poser. Elle nous le promit.

Interrogée pour savoir quel avait été l'état de santé de sa fille, elle nous répondit :

En dehors de la rougeole qu'elle a eue une première fois à l'âge de 2 ans et une deuxième fois à l'âge de 8 ans, ma fille n'a jamais été malade au point de nécessiter la visite d'un médecin. Donc, ni mal aux yeux, ni mal au nez, ni mal aux oreilles, ni croûtes dans les cheveux, ni cicatrices irrégulières et adhérentes, en un mot rien qui rappelât de près ou de loin la diathèse scrofuleuse.

Interrogée à nouveau sur ses propres antécédents, ainsi que sur ceux de son mari, elle nous a dit . Jamais je n'ai été malade, ni avant, ni après mon mariage ; pas de maux de gorge, pas de chute de cheveux, pas de douleurs dans les membres, pas de macules ; elle a ajouté, que : « S'étant mariée en province, dans une petite localité, à Praysas (Lot-et-Garonne), elle était à même de pouvoir affirmer que son mari n'avait jamais été malade, ou du moins qu'elle l'aurait su par racontars ; telles ont été ses propres déclarations.


Revenons donc à l'observation directe. Iritis, mais quelle variété ? Il nous a été facile d'apercevoir attentivement à la loupe, que la surface de l'iris présentait trois saillies qui par leur coloration tranchaient nettement sur la couleur de l'iris, qui, de bleu pâle, était devenue bleu foncé. Ces saillies apparaissaient jaunâtres, étaient sphériques et moins volumineuses qu'un petit pois. L'une d'elles, la plus volumineuse, siégeait à l'angle externe et supérieur; la deuxième, à l'angle interne et supérieur, et la troisième, sur le bord pupillaire, côté interne. Par l'éclairage oblique, nons avons vu que leur surface était lisse et ne présentait aucune trace de vaisseau sanguin ; de plus, elles ne paraissaient pas transparentes.

Avions-nous affaire à des condylômes, à des kystes, à des nœvi matérin, à des tubercules, à des abcès?

M. Galezowski pencha pour des abcès, s'appuyant s ur l'âge de l'enfant, sur les commémoratifs et surtout sur ce que la jeune fille présentait certains caractères distinctifs de l'habitus des scrofuleux. En effet, la peau fine, le nez assez volumineux, les lèvres épaisses et sur les côtés du cou, des glandes assez nombreuses, un peu grosses, mais non encore ulcérées.

Sa sœur aînée qui est née en province ne paraît pas scrofuleuse. Celle-ci est née aussi en province, mais à l'âge de deux ans, elle est venue à Paris avec ses parents. Le changement de résidence, l'air, la nourriture peut-être insuffisante ont-ils agi sur son organisation et produit ce que nous constatons?

Toujours est-il que dès le premier jour, elle a été soumise au traitement antiscrofuleux.

Contre l'inflammation de l'iris on a fait des applications répétées de sangsues ; on a instillé alternativement des gouttes des deux collyres, atropine et ésérine et on a ordonné le port de lunettes à verres fumés et forme coquilles et le séjour de la campagne.

Nous avons suivi la malade pendant plus d'un mois et demi et avons la chance de pouvoir la présenter sinon entièrement guérie, du moins notablement améliorée.

Nous pourrions citer jour par jour ce que nous avons constaté, mais cela nous entraînerait trop loin ; disons que sous l'influence du traitement institué, les tumeurs ne se sont pas abcédées, puisque nous n'avons jamais eu d'hypopyon ; se sont-elles résorbées ? Elles n'existent plus : l'iris a repris à peu près son aspect normal ; la pupille est encore un peu irrégulière ; il y a même un certain degré de parésie du muscle accommodateur. La cornée n'a pas encore complètement recouvré sa transparence, mais elle s'éclaircit de jour en jour. Enfin l'acuité visuelle de cet œil est presque normale ; la vue est encore un peu troublée. En somme, résultat très-satisfaisant.

L'observation suivante nous a été communiquée par notre compatriote et ami Félix Despagnet, ancien chef de clinique du docteur Galezowski. Nous la publions telle qu'elle nous est donnée, et avec les considérations qui l'accompagnent ; d'autant plus que ces réflexions viennent complétement à l'appui de notre thèse, et corroborent notre opinion à savoir que : *Tout abcès de l'Iris est toujours de nature scrofuleuse.* Voici cette observation.

OBSERVATION N° II. — M. Gustave V..., 42 ans, horloger à Paris, rue Oberkampf, 114, est d'une constitution essentiellement *scrofuleuse*. A l'âge de 14 ans il a eu une tumeur blanche du genou droit, et dans la jambe du même côté, plusieurs abcès froids qui nécessitèrent plus tard l'extraction de quelques séquestres. Depuis cette époque il a une *Ankylose* de l'articulation du genou, et son tibia s'est incurvé, la concavité correspondant à la partie antérieure et interne, de sorte que la jambe formant un arc de cercle est rejetée en dehors ainsi que le pied. Il en résulte un raccourcissement assez considérable du membre.

On trouve encore trois trous fistuleux à la partie inférieure de la rotule, et deux autres, le long de la jambe sur la face interne du tibia. Par ces fistules s'écoulent encore quelques gouttes de pus. Depuis son enfance V..., a toujours eu les ganglions cervicaux engorgés ainsi que les glandes sous-maxillaires. A l'âge de huit ans quelques-uns se sont enflammés et, après avoir suppuré, ont laissé des traces cicatricielles.

Non content de tous ces accidents scrofuleux, notre horloger contracte, il y a dix ans, un chancre avec adénite dans l'aîne droite. On incise ce bubon qui suppure pendant plus de trois semaines. Quelques jours après se présentent une roséole très-intense de la peau et de nombreuses plaques muqueuses à la gorge. La perte des cheveux est peu considérable. Il y a deux ans la glande præ-auriculaire gauche s'engorgea, s'enflamma et suppura. Notre malade s'est soigné assez légèrement pour sa syphilis. Il a cependant pris du sirop de Gibert, des pilules de proto-iodure. Mais ce traitement n'a pas été fait d'une façon continue, et à peine peut-on évaluer sa durée à trois mois.

Depuis deux ans V..., voit mal de son œil gauche ; néanmoins, par période, sa vision redevient distincte, mais les objets lui paraissent toujours plus petits qu'ils ne le sont en réalité. Parfois il voyait devant cette œil comme des feux-follets, des éclairs, des mouches, des toiles d'araignée, à tel point que tous ces phénomènes gênaient la vue de l'autre œil. Tout a marché ainsi avec des alternatives de mieux et de pire, lorsqu'il y a deux jours, le malade a éprouvé des violentes douleurs péri-orbitaires gauches, son œil est devenu très-congestionné. Hier matin, au lever, il ne voyait plus de cet œil, et se plaçant en face d'un miroir, il put distinguer sur l'iris une tache jaune qui n'existait pas antérieurement.

Aujourd'hui, 11 octobre 1878, il vient à la clinique. On trouve la glande prœ-auriculaire gauche très-engorgée. L'injection péri-kératique est très-intense dans l'œil du même côté; la partie superficielle de la cornée est parfaitement saine.

L'épithélium de la couche postérieure est soulevé. La chambre antérieure est trouble et diminuée de volume. L'iris est enflammé, changé de couleur et propulsé en avant. La pupille est irrégulière et ne se contracte pas. A sa partie externe et inférieure on voit un point jaune, à bords irréguliers, proéminant; puis, partant de ce point un trajet purulent, qui aboutit à la partie inférieure de la chambre antérieure où s'est formé une collection de pus, un *hypopyon*. Sur la pupille s'est formé un épanchement plastique qui l'obstrue complétement. L'obstruction pupillaire est plus prononcée à la partie périphérique de la pupille, où on aperçoit un cercle grisâtre assez épais, tranchant par sa couleur sur le reste de l'exsudation. Cet épanchement pupillaire empêche tout examen ophthalmoscopique. Le malade, avec cet œil, distingue à peine le jour de la nuit. Les douleurs oculaires ont presque complétement disparu. On trouve encore quelques plaques muqueuses sous la langue.

Cette observation nous semble très-intéressante, surtout au point de vue du diagnostic étiologique. En effet, nous nous trouvons en présence d'un individu sous le coup de deux diathèses, scrofule et syphilis, qui toutes deux peuvent amener des désordres oculaires excessivement graves. Evidemment les premiers symptômes, qu'a éprouvés le malade et dont nous avons parlé : photopsies, mouches volantes, toiles d'araignée,

symptômes survenus quelque temps après les accidents
secondaires, roséole, plaques muqueuses, etc., etc., ces
symptômes, dis-je, sont d'une essence syphilitique non
douteuse, et à coup sûr, si l'exsudation pupillaire ne
nous eût pas empêché de pratiquer l'examen ophthalmoscopique, il est certain pour nous que nous aurions
trouvé dans cet œil une choroïdite syphilitique avec
flocons filiformes du corps vitré. L'iritis, survenu dans la
suite, doit également être mis sur le compte de la syphilis et fait suite à la choroïdite. Mais l'abcès irien, à
quoi faut-il le rapporter? Je ne sache pas que l'on ait
jamais attribué les abcès de l'iris à la syphilis et que
l'on en ait rapporté quelques cas. Aussi venons-nous
attribuer un grand rôle dans la production de cet abcès
à la diathèse scrofuleuse dont les manifestations ont été
si nombreuses chez notre malade. Le terrain, au préa-
lable, avait été préparé par la diathèse syphilitique, et la
diathèse scrofuleuse n'a pas eu de peine à s'y établir.
D'ailleurs cette explication est celle qu'a donnée *Ammon*
dans un cas identiquement semblable qu'il rapporte dans
*Zeitschrift für die Ophthalmologie.* (1)

C'est aussi l'opinion de notre maître, M. Galezowski
qui, dans sa leçon clinique du 11 octobre, prenant pour
sujet de sa conférence l'observation que présentait ce
malade, nous disait : « Cette affection est sous la dépen-
« dance de deux diathèses, syphilis et scrofule. La
« syphilis a produit l'iritis, mais en raison de la consti-

1. *Zeitschrift für die Ophthalmologie.* Dresden, 1830-3

« tution scrofuleuse de l'individu, sur l'iritis est venu
« s'enter un abcès avec hypopion. La syphilis produit
« des iritis pustuleuses quelquefois, ainsi que l'a dé-
« montré Ricord, mais jamais elle ne produit des iritis
« avec abcès ; et dans le cas que nous observons, il a
« fallu la simultanéité des deux diathèses pour expli-
« quer la nature et la marche de cette affection. »

En conséquence, on prescrivit à notre malade comme
traitement local l'application de 5 sangsues à la tempe
gauche et l'instillation dans l'œil d'une goutte d'atropine
toutes les 2 heures à la dose de 10 centigrammes pour
10 grammes.

Comme traitement général on s'attaqua aux deux
diathèses tout à la fois et on prescrivit tous les jours
2 cuillerées d'huile de foie de morue et 2 cuillerées de
sirop de Gibert. Huit jours après, l'abcès et l'hypopion
s'étaient complétement résorbés. L'iritis seule persistait
et dura encore plus de trois semaines.

# CONCLUSIONS

## I

Les abcès de l'iris peuvent parfois compliquer les inflammations de cette membrane. Ils sont toujours symptômatiques de la *Diathèse scrofuleuse* et se présentent le plus fréquemment chez les enfants.

## II

Certains signes pathognomoniques permettent toujours de faire le diagnostic différentiel d'avec les diverses autres tumeurs de l'iris, telles que kystes, condylômes, nœvi materni, cancers, tubercules.

## III

La marche et la durée de la maladie sont excessivement variables et d'ordinaire favorablement modifiées par le traitement anti-scrofuleux institué dès le début de l'affection et joint au traitement local ordinaire des iritis.

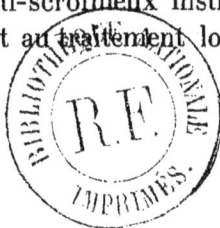

PARIS — IMP. V. GOUPY ET JOURDAN, 74, RUE D RENNES.